AF355873

ASSOCIATION FRANÇAISE

POUR

L'AVANCEMENT DES SCIENCES

CONGRÈS DE LA ROCHELLE

1882

M

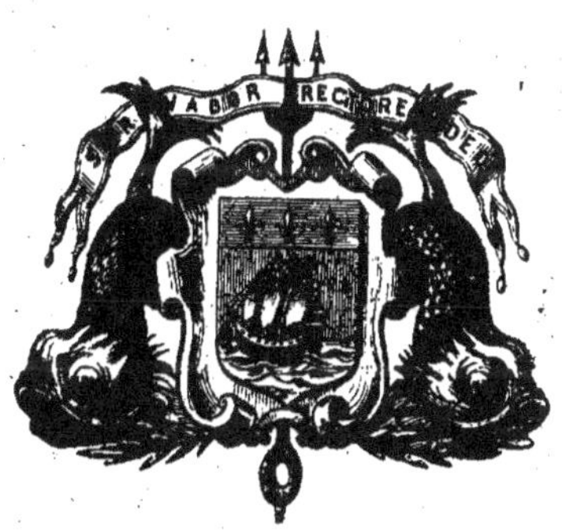

PARIS

AU SECRÉTARIAT DE L'ASSOCIATION

4, rue Antoine-Dubois, 4.

(PLACE DE L'ÉCOLE-DE-MÉDECINE.)

M. AZAM

Professeur à la Faculté de médecine de Bordeaux.

DOUBLE CONSCIENCE. ÉTAT ACTUEL DE FÉLIDA X.....

— *Séance du 30 août 1882* —

En 1876, j'ai exposé devant la section des Sciences médicales de l'Asso ciation Française, en même temps que j'en saisissais le public scientifique, l'histoire singulière d'une jeune femme qui présente un dédoublement de la personnalité, une sorte de double conscience.

Cette histoire, dont l'interprétation soulève les questions les plus difficiles de la physiologie et de la psychologie, a fait un certain bruit, je viens aujourd'hui non la compléter, mais dire l'état actuel de la personne qui en fait le sujet.

J'observe cette personne depuis vingt-quatre ans et je crois qu'on apprendra avec intérêt les variations qu'a pu subir ce singulier état. Pour être bien compris, je crois utile de rappeler en quelques mots les principaux phénomènes présentés par Félida depuis l'origine de sa maladie jusqu'en 1876.

Il y a vingt-cinq ans, vers 1857, Félida, qui avait alors 15 ans, est atteinte de troubles généraux qui ne sont autres que des manifestations de l'hystérie ; un de ces troubles attire particulièrement l'attention de sa mère, qui, après quelque temps, se décide à m'appeler à donner mes soins à sa fille, la considérant comme folle. Voici ce qui se passait :

Félida est assise, un ouvrage de couture à la main ; tout d'un coup sans que rien puisse le faire prévoir et après une vive douleur aux tempes, sa tête tombe sur sa poitrine, ses mains demeurent inactives et des-

Bx.

cendent inertes le long du corps : elle parait dormir, mais d'un sommeil spécial, car ni le bruit ni aucune excitation ne sauraient l'éveiller. Cette sorte de sommeil dure de 10 à 20 minutes ; après ce temps Félida s'éveille, mais elle n'est plus dans l'état intellectuel où elle était quand elle s'est endormie : tout paraît différent, elle lève la tête, ouvrant les yeux, salue, en souriant, les personnes qui l'entourent comme si elles venaient d'arriver ; sa physionomie, triste et sérieuse auparavant, s'éclaire et respire la gaieté, sa parole est brève et elle continue en fredonnant l'ouvrage commencé ; elle se lève, sa démarche est agile et elle se plaint à peine des mille douleurs qui, quelques instants auparavant, la faisaient souffrir ; elle vaque aux soins ordinaires du ménage, sort, circule dans la ville, fait des visites, entreprend un ouvrage quelconque et ses allures et sa gaieté sont celles d'une jeune fille de son âge, bien portante : nul ne saurait trouver quelque chose d'extraordinaire à sa façon d'être. Seulement, son caractère a complètement changé, de triste elle est devenue gaie et sa vivacité touche à la turbulence, son imagination est exaltée et pour le moindre motif elle s'émotionne en tristesse ou en joie. *Dans cet état, elle se souvient parfaitement de tout ce qui s'est passé, et pendant les autres états semblables qui ont précédé, et aussi pendant sa vie normale.*

Dans cette vie comme dans l'autre, ses facultés intellectuelles et morales, bien que différentes, sont incontestablement entières, aucune idée délirante, aucune fausse appréciation, aucune hallucination. Félida est autre, voilà tout : je dirai même que dans ce deuxième état, dans cette *condition seconde*, toutes ses facultés sont plus développées ; cette deuxième vie, où la douleur physique ne se fait pas sentir, est de beaucoup supérieure à l'autre, elle l'est surtout par le fait considérable, déjà indiqué, que pendant sa durée Félida se souvient non seulement de ce qui s'est passé pendant les accès précédents, mais aussi de toute sa vie normale, *tandis que, dans sa vie normale, elle n'a aucun souvenir de ce qui se passe pendant ses accès.*

En résumé, voici le cycle des phénomènes : État normal avec un caractère triste, perte de connaissance avec insensibilité et résolution musculaire. — Retour à la connaissance. — Condition seconde avec un caractère enjoué et gai, nouvelle perte de connaissance semblable à la précédente, retour à l'état normal, mais perte absolue du souvenir de tout ce qui s'est passé pendant la condition seconde, tandis que pendant celle-ci le souvenir est complet de tout ce qui s'est passé dans les deux états.

Une remarque importante : la perte de souvenir ne porte que sur les notions acquises ou sur ce qui se passe pendant les conditions secondes et non sur les notions ou les faits antérieurs à la première apparition des phénomènes. Ainsi Félida sait toujours lire, écrire, compter, coudre, broder, etc., etc.

Pendant les vingt-cinq années qui se sont écoulées, depuis 1857 jusqu'à aujourd'hui, le fond de la maladie est resté le même, mais il s'est fait peu à peu, surtout dans la durée respective des périodes, des modifications telles, que si je ne les avais pas vues se produire, je ne saurais comparer l'état actuel de Félida à celui que j'ai observé chez elle, dans les premiers temps de mon étude.

Petit à petit et d'une façon pour ainsi dire insensible, la durée des périodes de condition seconde s'est accrue aux dépens de la vie normale et, vers 1865, c'est-à-dire après dix ans environ, la vie de Félida était partagée en deux parties à peu près égales: en même temps, la durée des périodes de transition pendant lesquelles, je l'ai dit plus haut, la perte de connaissance est complète, s'était réduite à quelques minutes, bientôt la durée des conditions secondes a été plus grande, partant les pertes de connaissance plus rares et cet état (la condition seconde) a duré pendant des journées entières. Enfin, j'ai pu observer ce phénomène, qu'après quinze à dix-huit ans de maladie (si c'est une maladie), Félida était exactement dans la situation où elle était au commencement, avec cette différence que la condition seconde avait remplacé la vie normale, et réciproquement. Enfin, est venu un moment qui est l'état actuel, pendant lequel Félida a vécu, ou vit à peu près toujours en condition seconde et où l'état normal, la vie normale avec sa perte de souvenirs si caractéristique, n'apparaissent plus qu'après des intervalles de quinze jours à trois semaines et ne durent que quelques heures et où les périodes de transition, qui ne duraient que quelques minutes, se sont réduites à quelques secondes ou à une durée si inappréciable, que Félida, qui veut que son entourage ignore sa maladie, peut les dissimuler complètement.

Aujourd'hui, nous venons de le dire, mais nous tenons à y insister, l'existence à peu près entière de Félida se passe en condition seconde. Son mari, son fils et moi, seuls, le savons. Après quinze jours, un mois, deux mois, apparaissent de courtes périodes de vie normale précédées et suivies de transitions inappréciables. Leur apparition est quelquefois spontanée, mais elle est le plus souvent provoquée par une contrariété quelconque — les apparitions spontanées ont surtout lieu pendant la nuit.

Mais il est d'autres changements qui ont une certaine importance.

Si le lecteur veut bien se reporter aux premières années de la maladie de Félida, vers 1857, il se souviendra qu'à ce moment la vie ordinaire de Félida était tourmentée par des manifestations douloureuses des plus pénibles, et que son caractère était triste, même sombre et taciturne. J'ajouterai que cette tristesse, à un moment, a été telle, que notre malade a tenté de se suicider, tandis que, comme par opposition, les périodes de condition seconde étaient caractérisées par l'absence de douleurs et par une grande gaieté. En un mot, Félida avait, en même temps, que deux existences, deux caractères absolument différents. Petit à petit, soit sous l'influence des années et des épreuves de la vie, soit pour toute autre cause, les conditions secondes, qui, nous l'avons dit, sont devenues la vie à peu près entière, n'ont plus présenté ni gaieté ni liberté d'esprit, mais la gravité et le sérieux de toute personne raisonnable.

En un mot, aujourd'hui, un observateur non prévenu ne trouverait chez Félida ni une sombre tristesse, accompagnée de pénibles douleurs, ni une gaieté folâtre, mais constaterait chez elle un caractère sérieux et, au point de vue pathologique, nombre de douleurs hystériques; pour mieux dire, les deux caractères se sont égalisés et comme fondus l'un dans l'autre.

On le voit si, pendant les quinze années qui viennent de s'écouler, il s'est produit dans l'état de Félida des changements considérables, le fond de sa maladie est demeuré le même.

Est-il permis de supposer que cette jeune femme guérira? Oui, sans doute; mais seulement, nous le croyons, au moment de la vie qui approche pour elle où chez les femmes cessent d'habitude les manifestations de l'hystérie. Mais comment guérira-t-elle? Il est probable que cette guérison se fera par la disparition des états qu'elle nomme ses *crises*, lesquels ne sont autre chose que ses périodes d'état normal ou de condition première. Alors se passera chez Félida ce phénomène singulier que sa condition seconde, qui aujourd'hui est presque toute sa vie, sera sa vie tout entière, et qu'ayant commencé son existence, jusqu'à l'âge de quinze ans, avec une personnalité, elle la terminera avec une autre, ayant eu, pendant une trentaine d'années, comme deux personnalités à la fois se partageant inégalement le temps.

Étrange problème dont la solution est bien difficile! Or, cette solution pourrait être demandée si Félida avait à encourir une responsabilité légale. Qu'arriverait-il, en effet, ou que serait-il arrivé, si, alors que cette jeune femme avait ses deux vies à peu près égales en durée, elle avait commis un crime ou un délit dans sa condition seconde, et que pendant sa condition première la justice lui en eût demandé compte? Il est certain qu'elle l'eût absolument ignoré. Etait-elle responsable?

Sans revenir sur des détails déjà connus je dois cependant insister sur cette absence de souvenir qui est le côté le plus saisissant de cette existence. On ne saurait croire — si l'on n'y réfléchissait sérieusement — les singulières péripéties que peut amener dans la vie ce partage en deux, provoqué par l'absence du souvenir. Voici quelques faits qui en donneront une idée : On lui donne un chien qui s'habitue à elle et la caresse chaque jour. Après quelque temps survient une période de vie normale; à son réveil dans cette vie, ce chien la caresse; elle le repousse avec horreur, elle ne l'a jamais vu, c'est un chien errant entré par hasard chez elle.

Un jeune homme lui fait la cour; pendant sa condition seconde elle s'abandonne à lui et devient grosse; dans sa période de vie normale elle l'ignore et me consulte sur les troubles physiologiques de sa grossesse, qu'elle prend pour des maladies; or, à chaque condition seconde elle sait très bien qu'elle est grosse, et le dit à son entourage et à moi-même, cinq minutes avant de me consulter de nouveau.

Dans sa condition seconde elle croit que son mari a une maitresse et se répand en menaces contre sa complice; quelques instants après elle rencontre cette femme et, ignorant tout, la comble de prévenances et de marques d'amitié.

Je crois en avoir dit assez. Chacun, en s'examinant soi-même, peut se rendre compte de l'état d'esprit singulier dans lequel il serait s'il se voyait subitement enlever le souvenir du dernier mois qui vient de s'écouler; la vie serait alors semblable à un livre auquel on aurait arraché de loin en loin des feuillets.

Quel singulier effet ferait la lecture d'un pareil livre!

Telle a été et telle est encore Félida.

PARIS. — IMPRIMERIE CHAIX, SUCCURSALE DE SAINT-OUEN, 85, RUE DES ROSIERS. — 14943-3.

ASSOCIATION FRANÇAISE
POUR L'AVANCEMENT DES SCIENCES

EXTRAIT DES STATUTS ET RÈGLEMENT

STATUTS.

ART. 4. — L'Association se compose de membres fondateurs et de membres ordinaires ; les uns et les autres sont admis, sur leur demande, par le Conseil.

ART. 6. — Sont membres fondateurs les personnes qui auront souscrit, à une époque quelconque, une ou plusieurs parts du capital social : ces parts sont de 500 francs.

ART. 7. — Tous les membres jouissent des mêmes droits. Toutefois, les noms des membres fondateurs figurent perpétuellement en tête des listes alphabétiques, et les membres reçoivent gratuitement, pendant toute leur vie, autant d'exemplaires des publications de l'Association qu'ils ont souscrit de parts du capital social.

RÈGLEMENT.

ART. 1er. — Le taux de la cotisation annuelle des membres non fondateurs est fixé à 20 francs.

ART. 2. — Tout membre a le droit de racheter ses cotisations à venir en versant, une fois pour toutes, la somme de 200 francs. Il devient ainsi membre à vie.

Les membres ayant racheté leurs cotisations pourront devenir membres fondateurs en versant une somme complémentaire de 300 francs. Il sera loisible de racheter les cotisations par deux versements annuels consécutifs de 100 francs.

La liste alphabétique des membres à vie est publiée en tête de chaque volume, immédiatement après la liste des membres fondateurs.

Les souscriptions sont reçues

Au SECRÉTARIAT, 4, rue Antoine-Dubois (Place de l'École-de-Médecine).

Les souscriptions des membres fondateurs peuvent être versées en une seule fois ou en deux versements de chacun 250 francs.

PARIS. — IMPRIMERIE CHAIX, Succ. de Saint-Ouen, 86, rue des Rosiers. — 1384-2